脳トレーニング研究会編

コピーして使える シニアの 学習・とんち クイズ クイズ 37

JN101695

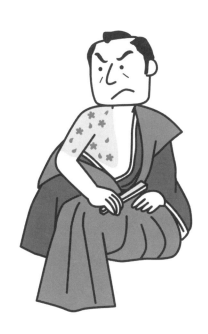

黎明書房

はじめに

　令和時代になってはやくも１年が過ぎてしまいました。「光陰矢の如し」とはまさにこのことですね。

　新型コロナウイルスの騒動で，思うように外出もできない日々が続いています。そんな時だからこそ，家でも簡単にできる本書の脳トレで遊んでみてください！

　第12巻のテーマは学習クイズです。国語・算数・社会など，学校で習ったことを基本に問題をつくりました。もちろん，おなじみのとんちの利いたクイズ絵などもあります。

　頭をひねらないと解けない問題もありますので，ぜひ悩みながら楽しんでください。

　なお，施設などでお使いの際はコピーしてご利用ください。

　　2020年6月

　　　　　　　　　　　　　　脳トレーニング研究会

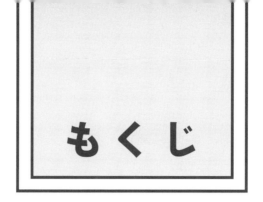

もくじ

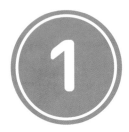

1 元祖・漢字判じ絵

　漢字と絵を組み合わせて，江戸時代に流行した判じ絵をつくりました。さあ，どう読むのでしょうか。頭をちょっとだけ，ひねってください。

①

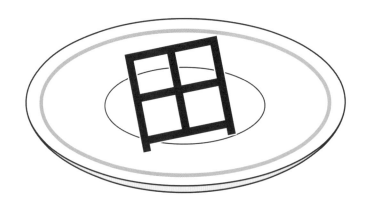

②

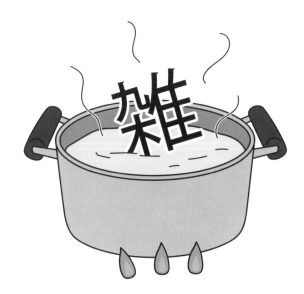

③

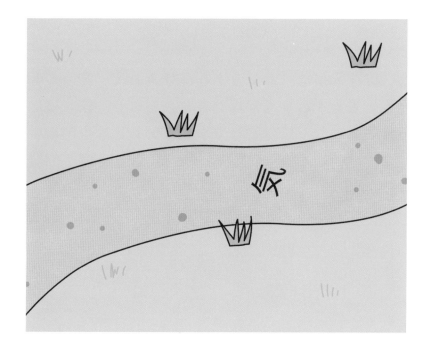

④

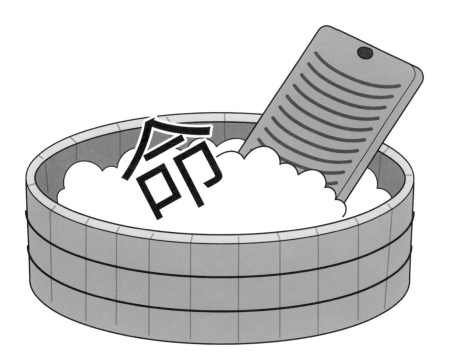

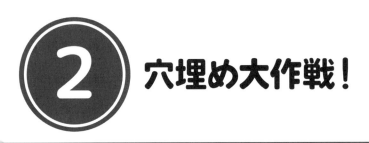

2 穴埋め大作戦！

空いている〇にひらがな，カタカナを1字入れて，言葉を完成させてください。さあ，じゃんじゃん穴埋めをしましょう。答えはいくつもある場合があります。ヒントには従ってください。ヒントのないところはご自由に。

☞ まずはこてしらべに，4問やってみましょう。全部，食べ物です。

① 〇いか　　　＊夏が旬です。

② は〇さい

③ さ〇ま　　　＊魚です。

④ 〇いこん

☞ いかがでしたか？
　　次からはいろいろな種類の言葉がごちゃ混ぜに登場します。

⑤ 〇んき　　　＊エネルギーです。

⑥ か〇み　　　＊うつします。

⑦ 〇いやき

⑧ ま〇いた

⑨　ト◯カイ

⑩　ワイ◯

⑪　コ◯ラ

⑫　ス◯ス

⑬　カ◯テラ

⑭　◯たま

⑮　◯ン◯

⑯　ロ◯ド◯

⑰　ホ◯コ◯

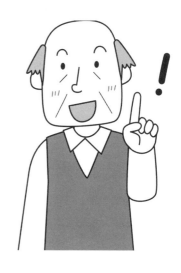

＊同じ字が入ります。

＊都市の名前です。

☞ 最後にいくつかむずかしい問題にも挑戦してみましょう。

⑱　フラ◯◯ン

⑲　◯フテ◯

⑳　パ◯コ◯

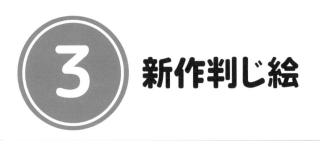

3 新作判じ絵

江戸時代にはやった判じ絵を新たにつくりました。
さて，なんでしょう。

①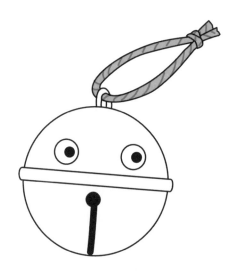

②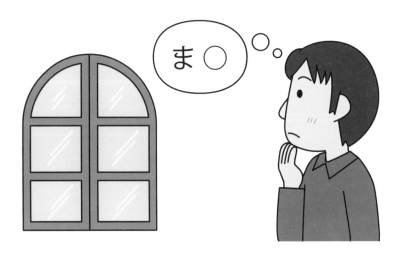

 # 浮世絵間違いさがし

江戸時代の江戸の浮世絵です。橋の上を，人々が歩いています。しかし，この絵の中におかしなところが５つあります。それを見つけてください。細かいところまでよく見てみましょう。１つだけ難しいものがあります。

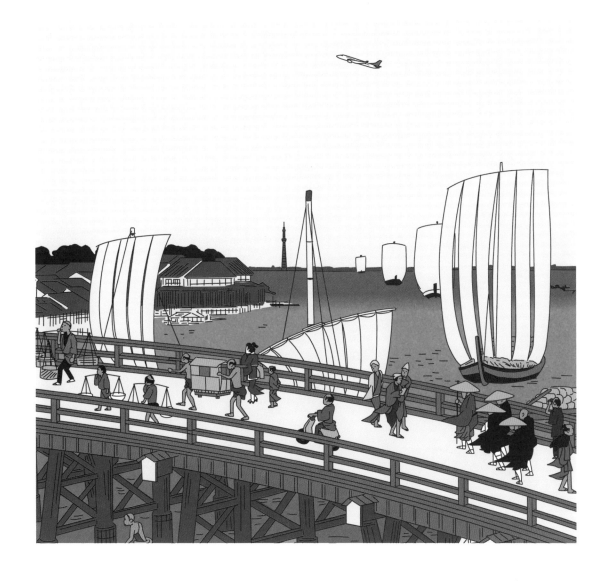

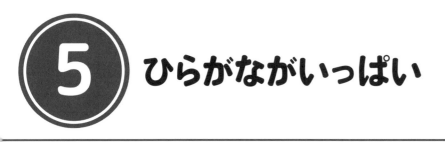

5 ひらがながいっぱい

たくさんのひらがなが並んでいます。なんと読むのでしょう。みな生き物です。

例にならって，読んでください。

例　ごごご　→答え　さんご（ごが３つ）

① うう

② ううう

③ かか

④ まま

⑤ じらじらじらじらじらじら
じらじらじら

⑥ せせせ

⑦ わとりわとり

12

ひらがなの文字が ⚫ で隠れています。直感で読んでください。

①

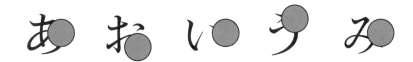

②

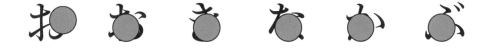

③

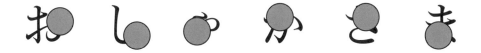

④

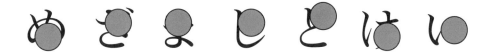

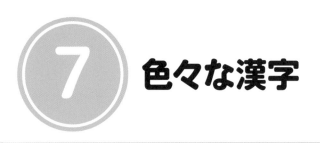

7 色々な漢字

日本語には色の付く言葉がたくさんあります。それを漢字クイズにしました。さあ，なんと読むのでしょう。

①

森

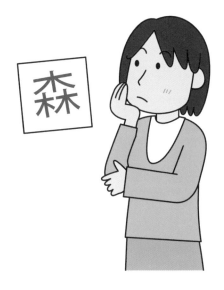

②

芋

③

④

14

⑤ 字

⑥ 日

⑦ 色

⑧ 着

⑨ 他人

⑩ 声

⑪ 節句

⑫ 講

⑧ 漢字マスククイズ

　漢字たちがマスクを付けました。1つの漢字のある部分が隠されています。一体どんな漢字でしょうか。あててください。

①

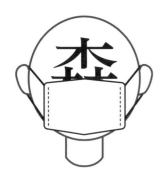

＊ヒント：木がいっぱい。

②

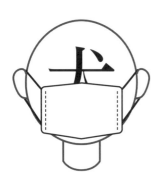

③

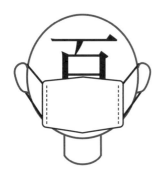

＊ヒント：数字です。

④

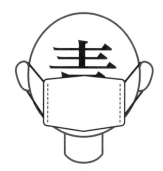

＊ヒント：色です。

⑤

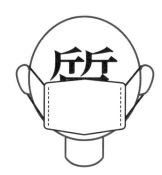 屋

＊ヒント：鑑定します。

⑥

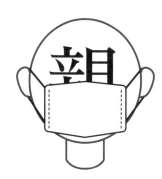

⑦

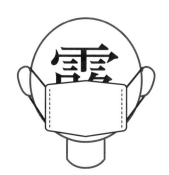

＊ヒント：降りるものです。

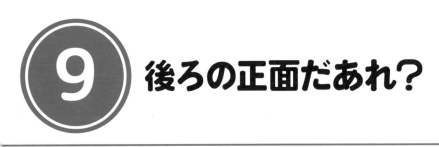

後ろの正面だあれ？

　下に後ろ向きの人が5人います。皆同じようですが，少しずつ違います。同じ人を右のページで見つけてください。

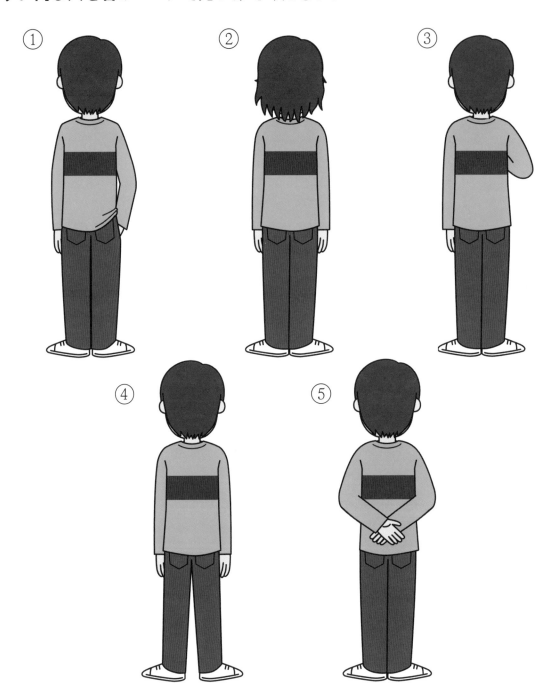

ア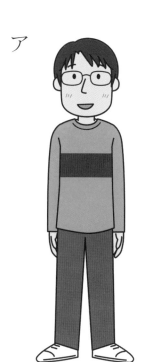

イ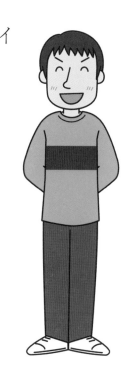

ウ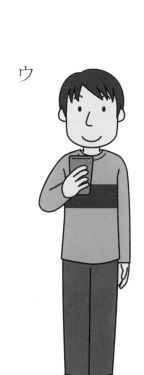

エ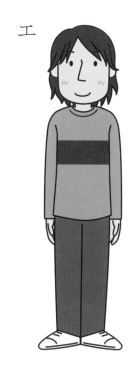

オ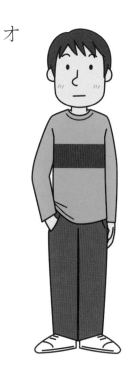

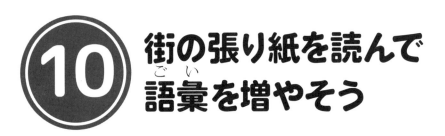

10 街の張り紙を読んで語彙を増やそう

　街には，掲示板や道端の壁，電信柱などにいろいろな貼り紙があります。下線のところを読んでみましょう。アかイか正しい方を選んでください。

美しく_{なりたい}あなたの望み
叶えます！

黎明美容室

①

ア　おしえます

イ　かなえます

熱意溢れる
若い人
集まれ！！

黎明商事

②

ア　あふれる

イ　こぼれる

お願い

公共の場では，
エチケットを
弁えましょう。

れいめい公園

③

ア　おぼえ

イ　わきまえ

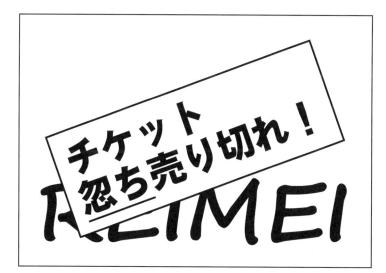

④

ア　ぼちぼち

イ　たちまち

ベストセラーを読もう！

海山のりお著
いのち存えて

⑤

ア　ながらえて

イ　こしらえて

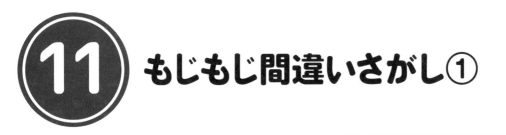

もじもじ間違いさがし①

たくさん文字が並んでいます。1つだけ，ちがう文字が交じっています。どれでしょう。

①

アアアアアアアアアア
アアアアアアアアアア
アアアアアアアアアア
アアアケアアアアアア
アアアアアアアアアア
アアアアアアアアアア

②

めめめめめめめめめめ
めめめめめめめめめめ
めめめめめめめめめめ
めめめめめめめめめめ
めぬめめめめめめめめ
めめめめめめめめめめ

③

恋恋恋恋恋恋恋恋恋恋
恋恋恋恋恋恋恋恋恋恋
恋恋恋恋恋恋恋恋恋恋
恋恋恋恋恋恋恋変恋恋
恋恋恋恋恋恋恋恋恋恋
恋恋恋恋恋恋恋恋恋恋

④

正正正正正正正正正正正正
正正正正正正正正正正正正
正正正正正正正正正正正正
正正正止正正正正正正正正
正正正正正正正正正正正正
正正正正正正正正正正正正
正正正正正正正正正正正正

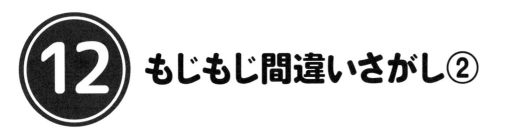

12 もじもじ間違いさがし②

たくさん文字が並んでいます。1つだけ，ちがう文字が交じっています。どれでしょう。

①

ヒ ヒ ヒ ヒ ヒ ヒ ヒ ヒ ヒ ヒ
ヒ ヒ ヒ ヒ ヒ ヒ ヒ ヒ ヒ ヒ
ヒ ヒ ヒ ヒ ヒ ヒ ヒ 七 ヒ ヒ
ヒ ヒ ヒ ヒ ヒ ヒ ヒ ヒ ヒ ヒ
ヒ ヒ ヒ ヒ ヒ ヒ ヒ ヒ ヒ ヒ
ヒ ヒ ヒ ヒ ヒ ヒ ヒ ヒ ヒ ヒ

②

間 間 間 間 間 間 間 間 間 間
間 間 間 間 間 間 間 間 間 間
間 間 間 間 間 間 間 間 間 間
間 間 間 間 間 間 間 間 間 間
間 間 間 間 間 間 間 間 間 間
間 間 間 間 間 間 間 間 間 間

③

T T T T T T T T T T
T T T T T T T T T T
T T T T T ⊥ T T T T
T T T T T T T T T T
T T T T T T T T T T
T T T T T T T T T

④

ねねねねねねねねねねねね
ねねねねねねねねねねねね
ねねねねねねねねねねねね
ねねねねねねねねねねねね
ねねねねねねねねねねねね
ねねねねねねねねねねねね
ねねねねねねねねねれねね

 **とんち漢字慣用句を楽しもう**

私たちは，「すねかじり」とか「目には目を」とかいった言葉を使います。これが，慣用句です。では，次のクイズ絵は，いったいどんな慣用句でしょうか。答えてください。

①

瓜 瓜

②

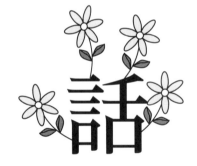

③

□　□　□　□　□　□
　□　□　□　□　□　□
□　□　□　□　□　□
　□　□　□　□　□

＊□○が多い。

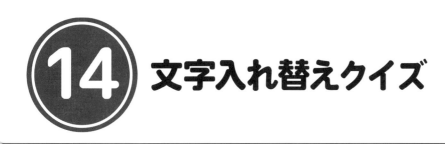

14 文字入れ替えクイズ

3つのかなでできた言葉があります。入れ替えて，別の言葉をつくってください。

例

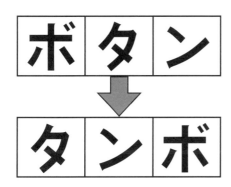

①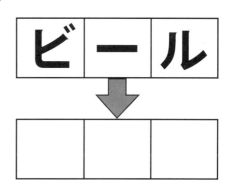

②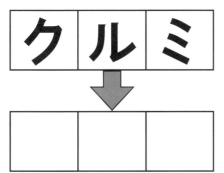

③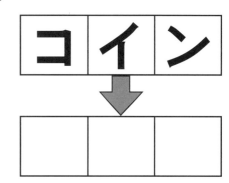

④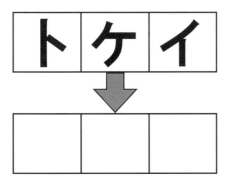

⑤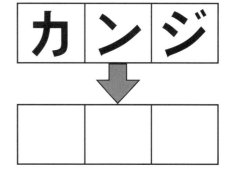

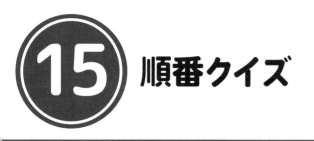

順番クイズ

間違った順番に並んでいます。正しい順番に直してください。

① 月　火　木　水　金

② 春　夏　冬　秋

③ 松　梅　竹

④ 花　月　雪

⑤ 睦月（むつき）　弥生（やよい）　如月（きさらぎ）

⑥ 七　三　五

⑦ 七夕　端午の節句　桃の節句

⑧ 敬老の日　山の日　海の日

⑨ 立春　小寒　大寒

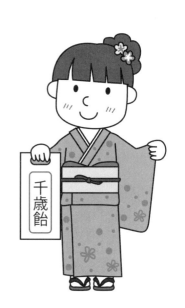

三字熟語を完成しよう

空いている□に漢字を1字入れて，三字熟語を完成させてください。入れる漢字は，下の ▭ の中から選んでください。1つだけ関係のない漢字が交じっています。

① 深 □ 吸

② 不 思 □

③ □ 婚 式

④ 北 □ 道

⑤ 相 合 □

⑥ □ 陽 花

議　傘　呼　呉　海　紫　金

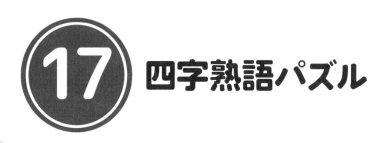

四字熟語パズル

空いている□の中に漢字を1字入れて，四字熟語をつくってください。漢字は，右ページの下の □□□ から選んでください。

例

こう　　　　せい

| 人 | 工 | 衛 | 星 |

①

きゅう　　　　しゃ

| | 急 | | 車 |

②

きん　　　　ざい

| 金 | | 財 | |

③

ち　だん

| | 致 | 団 | |

④

じ　　　　　　そう

| 滋 | | | 壮 |

⑤

ご　えつ

| 呉 | 越 | | |

| ⓔ 一 列 強 宝 舟 |
| 養 特 結 ⓔ 銀 同 |

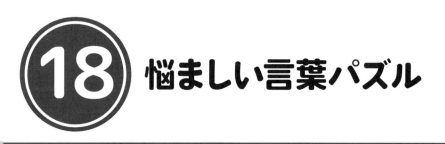

悩ましい言葉パズル

最初の空いている□に漢字を1字入れて，言葉を完成させてください。入れる漢字は，下の ☐☐☐ の中から選んでください。1つだけ関係のない漢字が交じっています。

① しめかざり

	五	三	飾

② もぐら

	竜

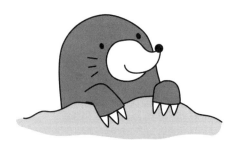

③ とうもろこし

	蜀	黍

④

すいか

	瓜

⑤

ぼんぼり

	洞

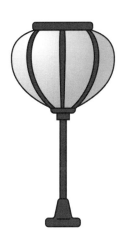

⑥

いちじく

	花	果

土	無	七	唐	雪	玉	西

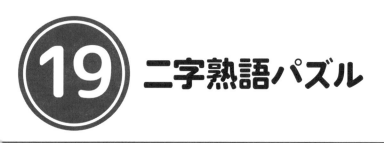

　真ん中の□に漢字を1字入れて，二字熟語をつくってください。読む方向は，指示に従ってください。例の答えから⑥の答えまでの漢字を並べると意味のあるものになります。

例

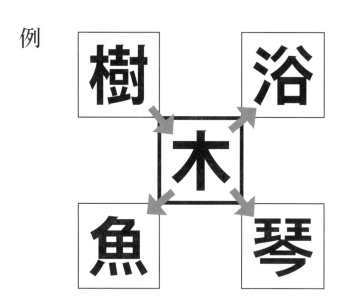

①　　　　　　　　　　　　　②

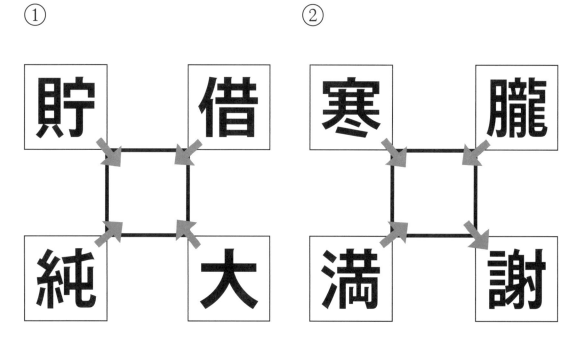

③

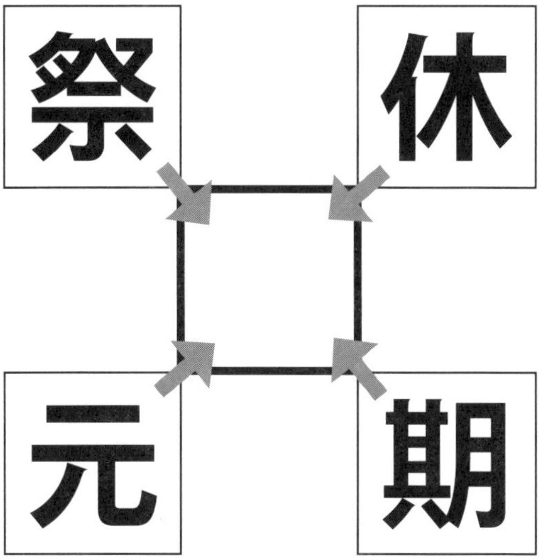

祭　休

元　期

④

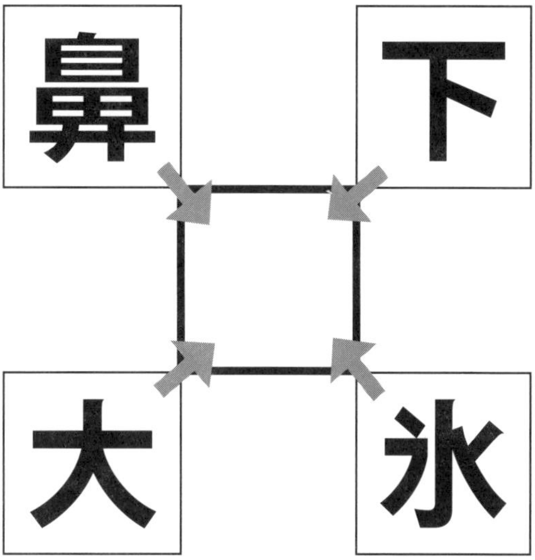

鼻　下

大　氷

⑤

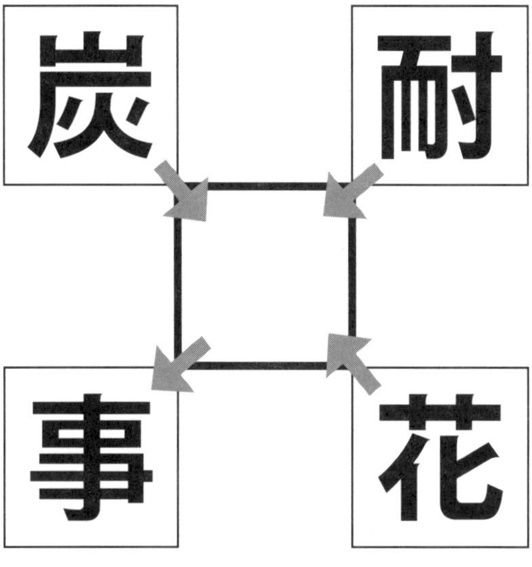

炭　耐

事　花

⑥

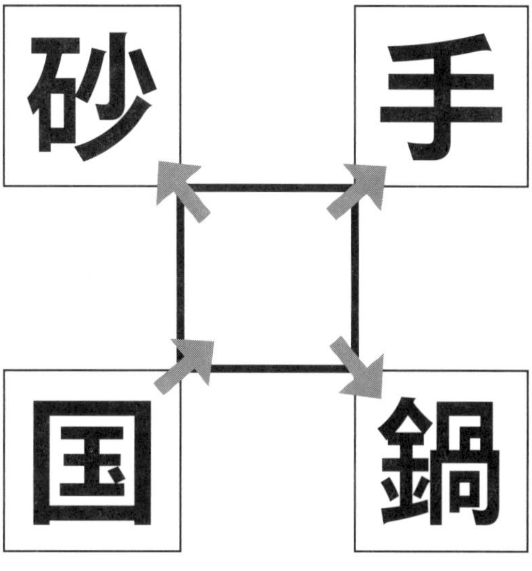

砂　手

国　鍋

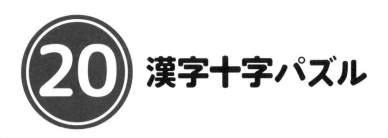

20 漢字十字パズル

空いている真ん中の□に漢字を1字入れて，上下，左右に三字熟語をつくってください。

例

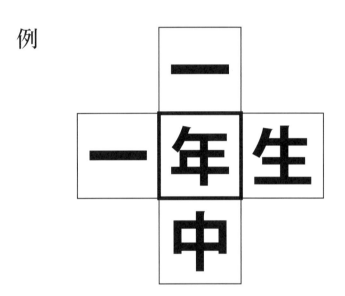

① ②

③

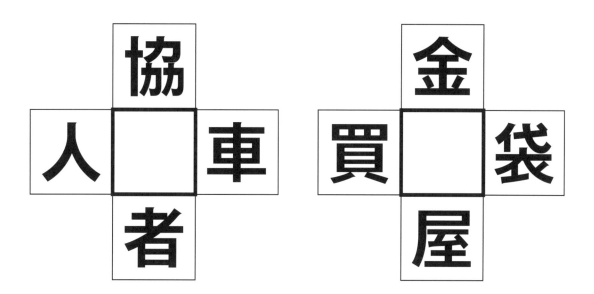

協
人 □ 車
者

④

金
買 □ 袋
屋

⑤

共
光 □ 信
点

⑥

一
背 □ 号
星

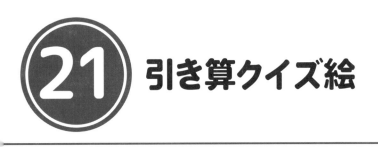

21 引き算クイズ絵

左の絵から，仮名を1文字引くと別の言葉になります。答えを下の
□□□ から選んでください。関係のない言葉も交じっています。

① ━ ボ ＝

② ━ イ ＝

③ ━ モ ＝

④ ━ リ ＝

| 棒 | 烏賊 | 鯛 | 章魚 | 牛 | 貝 | 亀 |

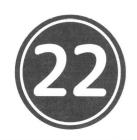 地図のマークをあてよう

　地図の上にはいろいろのマーク，地図記号があります。たとえば，⊕は保健所です。では，次の地図記号は，なんでしょう。ア，イから選んでください。

①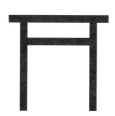

　　ア　お寺
　　イ　神社

②

　　ア　消防署
　　イ　交番

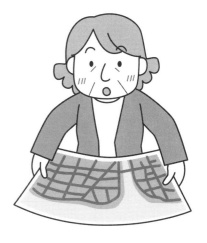

③

　　ア　市役所
　　イ　博物館

④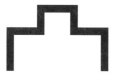

　　ア　城跡
　　イ　大きい建物

⑤

　　ア　煙突
　　イ　喫煙所

この形，何県？

日本には47の都道府県があります。では，次の4つの形はどこでしょう。それぞれ，ア〜ウから選んでください。

①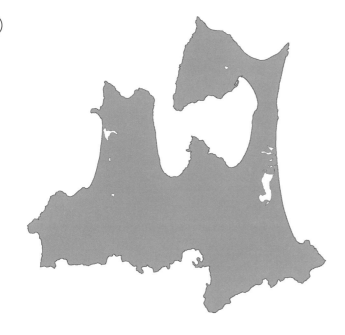

ア　愛知県
イ　青森県
ウ　鹿児島県

②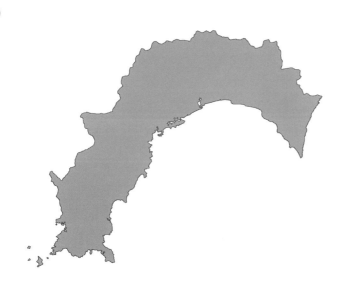

ア　高知県
イ　茨城県
ウ　山口県

③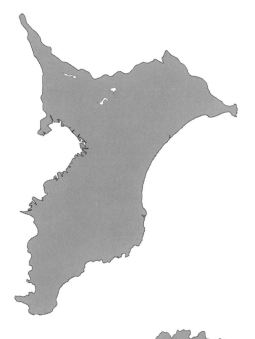

ア　石川県
イ　和歌山県
ウ　千葉県

④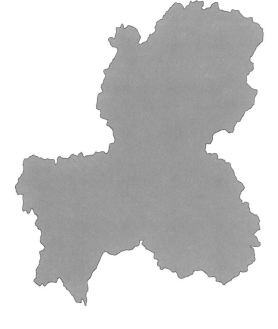

ア　長野県
イ　岐阜県
ウ　山梨県

⑤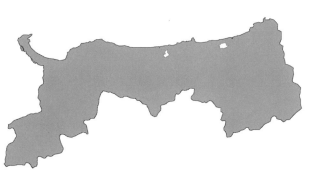

ア　鳥取県
イ　新潟県
ウ　島根県

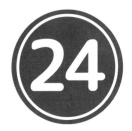 # 日本の都道府県いろいろクイズ

日本には，1都，1道，2府，43県あります。全部で47です。では，今から都道府県クイズを出します。答えてください。

① 愛の付く県名が全国で2つあります。どことどこでしょうか。

② 小学校で習わない漢字の都道府県名は，あるかないか。

　　ア　ある　　イ　ない

③ 富士山は2つの県に属しています。どことどこでしょう。選んでください。

　　ア　神奈川県と長野県　　イ　山梨県と静岡県

④ 上杉謙信（うえすぎけんしん）が治めた越後（えちご）は，今の何県でしょう。選んでください。

　　ア　新潟県　　イ　山形県

⑤ 瀬戸内海で一番大きな島である淡路島（あわじしま）は，何県でしょう。選んでください。

　　ア　徳島県　　イ　兵庫県

 **まだまだ面白い都道府県クイズ**

　日本の都道府県は，クイズの宝庫です。今回は，ちょっと変わった問題を用意しました。お楽しみください。

① 日本で二番目に大きな湖のある県は，どちら？

　ア　北海道　　イ　茨城県

② 日本海で一番大きな島，佐渡島のある県は，どちら？

　ア　新潟県　　イ　富山県

③ 世界一狭い海峡のある県は，どちら？

　ア　山口県　　イ　香川県

④ 世界一短い地名がある県は，どちら？

　ア　三重県　　イ　東京都

⑤ 世界一短いエスカレーターのある県は，どちら？

　ア　福岡県　　イ　神奈川県

⑥ 島崎藤村の有名な小説『夜明け前』は，「木曽路はすべて山の中である。」で始まります。では，その小説の舞台となった馬籠のある県は，どちら？

　ア　岐阜県　　イ　長野県

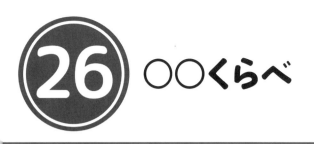

26 ○○くらべ

　高さだったり長さだったり……いくつかの○○くらべを楽しみましょう。

①　東京タワーと東京スカイツリー，どちらが高い？

　　ア　東京タワー　　イ　東京スカイツリー

②　九州と北海道，どちらが広い？

　　ア　九州　　イ　北海道

③　では，淡路島（あわじしま）と佐渡島（さどがしま），どちらが狭（せま）い？

　　ア　淡路島　　イ　佐渡島

④　英仏海峡トンネルと青函（せいかん）トンネル，どちらが長い？

　　ア　英仏海峡トンネル　　イ　青函トンネル

⑤　現在使われている50円硬貨と10円硬貨，どちらが重い？

　　ア　50円硬貨　　イ　10円硬貨

⑥　では，現在使われている10円硬貨と5円硬貨，どちらが軽い？

　　ア　10円硬貨　　イ　5円硬貨

㉗ 社会科クロスワードパズル

空いているマスに社会科に関連する言葉を入れて，クロスワードパズルを完成させてください。

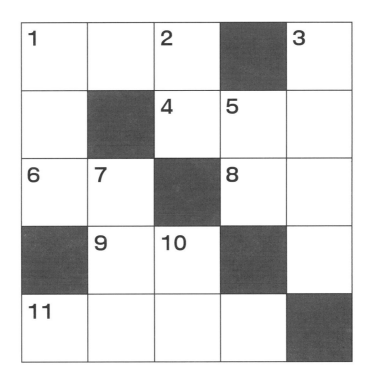

タテの鍵

1　エジプトは〇〇〇の賜物（たまもの）。川の名前を入れてください。

2　終戦直後の非合法の市場。〇〇市。　　3　東京都や群馬県などがある地方。

5　山梨県の昔の名前。

7　日本の地図をつくった人。〇〇〇忠敬（ただたか）。10　降った雨を流す装置。

ヨコの鍵

1　愛知県の県庁所在地。　　　　　　4　和歌山県が日本一の果物。

6　フランスの王様といえば，〇〇 14 世。

8　カイコから取るものといえば，生〇〇。

9　石川県の日本海に突き出た半島。

11　織田信長は，天下〇〇〇〇目前で，明智光秀（あけちみつひで）に殺されました。

28 日本史，どちらが先か？

　日本史の中で，よく考えるとどちらが先か分からなくなってくることがあります。

　では，①から⑩はどちらが先でしょう。

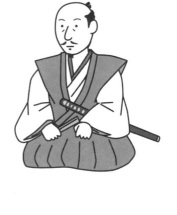

① 　明治維新　と　大化の改新

② 　源義経（みなもとのよしつね）　と　織田信長（おだのぶなが）

③ 　なっとう　と　とうふ

④ 　大正（たいしょう）　と　明治（めいじ）

⑤ 　大岡越前守（おおおかえちぜんのかみ）（大岡忠相（おおおかただすけ））　と　遠山の金さん（とおやまきん）（遠山景元（とおやまかげもと））

⑥ 　北条政子　と　ヒミコ（卑弥呼）

⑦ 　松尾芭蕉（ばしょう）　と　小林一茶（いっさ）

⑧ 　奈良時代（ならじだい）　と　弥生時代（やよいじだい）

⑨ 　聖武天皇（しょうむてんのう）　と　聖徳太子（しょうとくたいし）

⑩ 　札幌オリンピック　と　長野オリンピック

記憶力遊び①
電車の駅を覚えよう

下の電車の路線図を 10 秒くらい見て，裏のページの問題に答えてください。

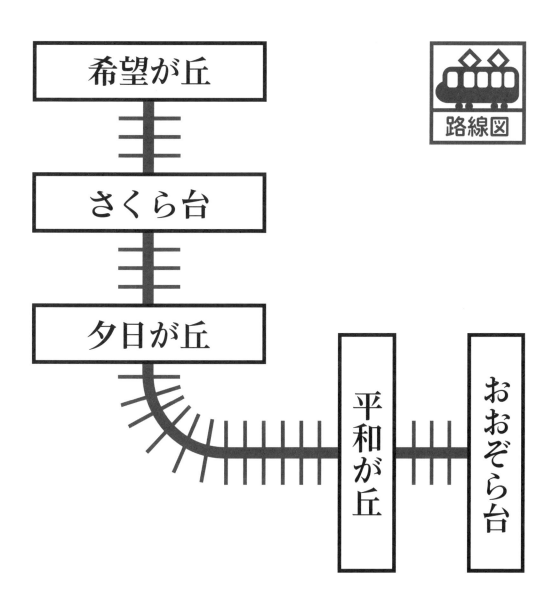

問題　下の電車の路線図で，空欄になっている駅の名を入れてください。
　　　駅名は，下の ☐☐☐☐ から選んでください。
　　　２つ関係のない駅の名が交じっています。

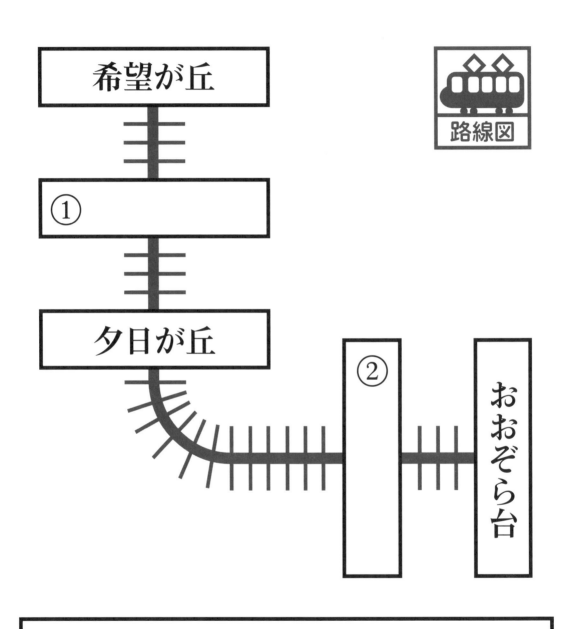

| 希望が丘 |
| ① |
| 夕日が丘 |

② 　おおぞら台

朝日が丘　　さくら台
平和が丘　　きりんが丘

お昼です。今日は，カツ屋さんに行きました。定食にはＡ，Ｂ，Ｃがあります。

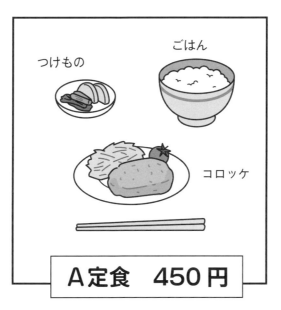

つけもの
ごはん
コロッケ

Ａ定食　450円

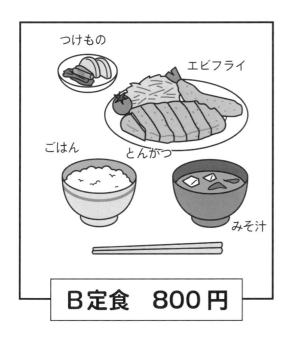

つけもの
エビフライ
ごはん
とんかつ
みそ汁

Ｂ定食　800円

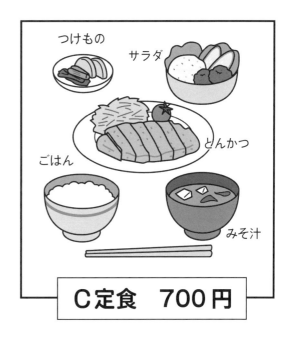

つけもの
サラダ
ごはん
とんかつ
みそ汁

Ｃ定食　700円

では，次のページの問題に答えてください。

①B定食には揚げ物が2つついています。なんだったでしょうか。

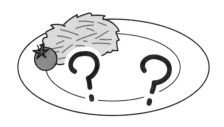

②A定食の値段はいくらだったでしょうか。

③ABCの定食全部に共通して付いているものはなんだったでしょうか。

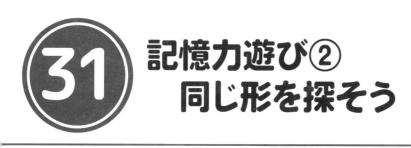

㉛ 記憶力遊び②
同じ形を探そう

脳をしっかり使って，うんと運動させましょう。

　下の図形をよく見て覚えてください。覚えたと思ったら，ページをめくってください。

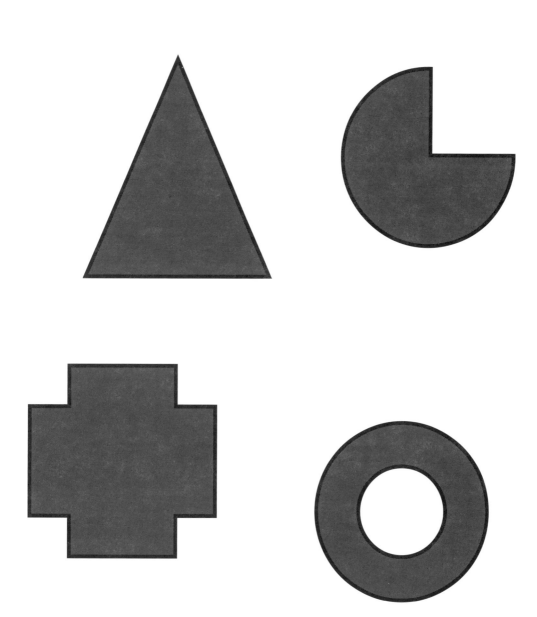

では，問題です。
前のページにあった図形と同じ形のものに〇を付けてください。

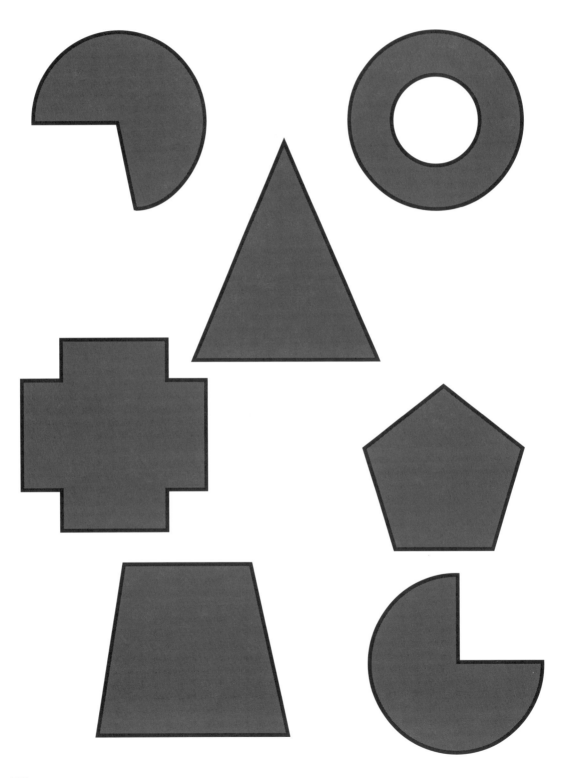

同じ姿勢のネコとイヌを探そう

ネコとイヌが5匹ずついます。見本のネコとイヌと同じ姿勢のネコとイヌを探してください。

見本

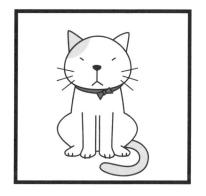

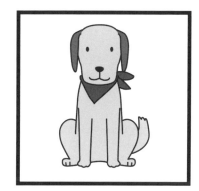

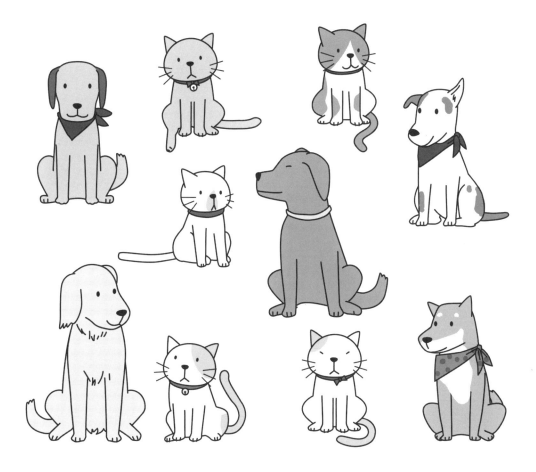

 偶数と奇数の足し算

簡単な計算を楽しんでください。奇数の計算の方が不得手な人が多いようです。それもためしてみてください。

◇　偶数の計算　　＊偶数は２で割り切れる数のことです。

① 2＋2＝

② 4＋6＝

③ 6＋6＝

④ 2＋4＝

⑤ 4＋8＝

◇　奇数の計算　　＊奇数は２で割り切れない数のことです。

⑥ 1＋3＝

⑦ 5＋5＝

⑧ 9＋7＝

⑨ 3＋5＝

⑩ 7＋3＝

◇　偶数＋奇数

⑪ 1＋4＝

⑫ 5＋6＝

⑬ 3＋6＝

⑭ 8＋7＝

⑮ 2＋9＝

おまけ　1から10までを足してください。いくつになるでしょう。

⑯ 1＋2＋3＋4＋5＋6＋7＋8＋9＋10＝

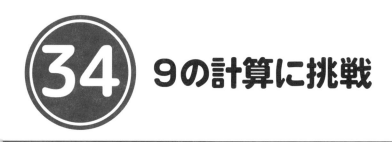

34 9の計算に挑戦

9のある計算はやりにくいと言います。では，ためしてください。

① 3＋9＝

③ 6＋9＝

② 7＋9＝

④ 12＋9＝

⑤ 9－8＝

⑧ 9－3＝

⑥ 9－2＝

⑨ 9－5＝

⑦ 9－6＝

⑩ 19－11＝

⑫ 39－24＝

⑪ 29－13＝

⑬ 49－36＝

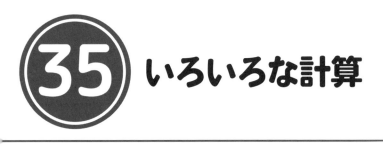

35 いろいろな計算

算数にはいろいろ面白い計算があります。3つほどやってみましょう。

① 2人掛けのベンチが公園にあります。5人だと、ベンチはいくつ必要でしょう。

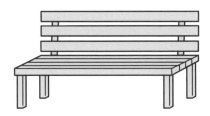

② 電信柱が5本同じ間隔で立っています。電信柱と電信柱の間に1人ずつ立つとしたら、何人必要でしょう。

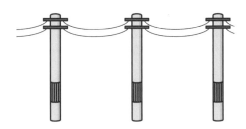

③ 地球見物にやってきた4本足の火星人が、2本足の鶴を見ています。火星人と鶴の頭の数は合わせて3つ。足の数は合わせて10本です。では、火星人と鶴はそれぞれどれだけいるでしょう。

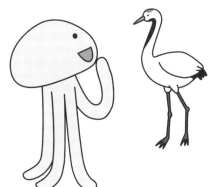

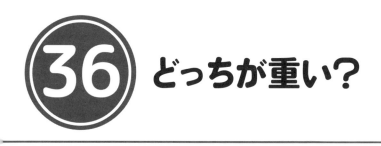

36 どっちが重い？

物の重さは物によって違います。次の物はどちらが重いでしょう。

① 同じ大きさの金と鉄では，どちらが重い？

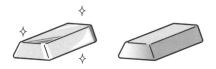

② 同じかさの水とウイスキーは，どちらが重い？

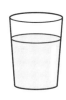

③ この本1冊の重さと一円玉150枚では，どちらが重い？

④ 銀1キログラムと砂1キログラムでは，どちらが重い？

 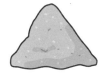

⑤ 酸素と水素の同じ大きさの風船があります。どちらの風船が重い？

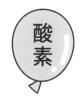

 **むずかしい季節の言葉**

　俳句に使う季節の言葉，季語にはなかなか読めないものがあります。
　空いている□に漢字を１字入れて，そのむずかしい季語を完成させて
ください。入れる漢字は，右下の ▭ から選んでください。２つ関
係のない漢字が入っています。

① かきつばた

	子	花

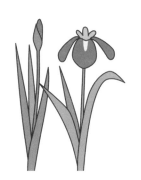

② わすれなぐさ

勿		草

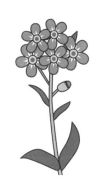

③ いざよい

十	六	

④

サボテン

| 覇 | 王 | |

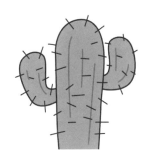

⑤

ししゃも

| 柳 | | 魚 |

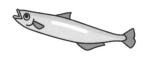

⑥

かかし

| | 山 | 子 |

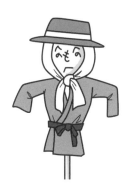

| 烏 | 樹 | 案 | 月 |
| 夜 | 燕 | 葉 | 忘 |

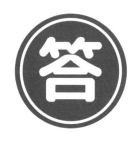

答

1 元祖・漢字判じ絵 6

①サラダ　②雑煮（雑炊）　③気落ち　④命の洗濯

2 穴埋め大作戦！ 8

①すいか　②はくさい　③さんま　④だいこん

⑤でんき　⑥かがみ　⑦たいやき　⑧まないた　⑨トナカイ

⑩ワイン　⑪コアラ　⑫スイス　⑬カステラ　⑭あたま　⑮パンダ

⑯ロンドン　⑰ホンコン

⑱フライパン　⑲ビフテキ　⑳パソコン

3 新作判じ絵 10

①スズメ　②ど忘れ　＊まどの「ど」を忘れている。

4 浮世絵間違いさがし 11

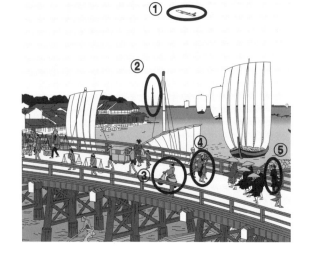

①飛行機

②スカイツリー

③原付に乗っている人

④歩きスマホをしている人

⑤双眼鏡をのぞいている人

5 ひらがながいっぱい　12

①うに　②うし　③かに　④さんま

⑤くじら　⑥せみ　⑦にわとり

6 ひらがな隠し字クイズ　13

①あおいうみ　②おおきなかぶ

③おしゃかさま　④めざましどけい

7 色々な漢字　14

①青森　②紫芋　③自白　④茶碗　⑤黒字　⑥みどりの日

⑦色々（虹色）　⑧肌着　⑨赤の他人　⑩黄色い声　⑪桃の節句

⑫ねずみ講

8 漢字マスククイズ　16

①森　②犬　③百　④青　⑤質屋　⑥親　⑦露

9 後ろの正面だあれ？　18

①オ　②エ　③ウ　④ア　⑤イ

10 街の張り紙を読んで語彙を増やそう　20

①イ　②ア　③イ　④イ　⑤ア

11 もじもじ間違いさがし①　22

①
```
アアアアアアアアアアア
アアアアアアアアアアア
アアアアアアアアアアア
アアアケアアアアアアア
アアアアアアアアアアア
アアアアアアアアアアア
```

②
```
めめめめめめめめめめめ
めめめめめめめめめめめ
めめめめめめめめめめめ
めめめめめめめめめめめ
めめぬめめめめめめめめ
めめめめめめめめめめめ
```

③
恋恋恋恋恋恋恋恋恋恋
恋恋恋恋恋恋恋恋恋
恋恋恋恋恋恋恋恋恋
恋恋恋恋恋恋変恋恋
恋恋恋恋恋恋恋恋恋
恋恋恋恋恋恋恋恋恋

④
正正正正正正正正正正正
正正正正正正正正正正正
正正正正正正正正正正正
正正止正正正正正正正正
正正正正正正正正正正正
正正正正正正正正正正正
正正正正正正正正正正正

12 もじもじ間違いさがし② 24

①
ヒヒヒヒヒヒヒヒヒヒ
ヒヒヒヒヒヒヒヒヒ
ヒヒヒヒヒヒ七ヒヒ
ヒヒヒヒヒヒヒヒヒ
ヒヒヒヒヒヒヒヒヒ
ヒヒヒヒヒヒヒヒヒ

②
間間間問間間間間間
間間間間間間間間間
間間間間間間間間間
間間間間間間間間間
間間間間間間間間間
間間間間間間間間間

③
T T T T T T T T T T
T T T T T T T T T T
T T T J T T T T T
T T T T T T T T T
T T T T T T T T T T
T T T T T T T T T

④
ねねねねねねねねねねね
ねねねねねねねねねねね
ねねねねねねねねねねね
ねねねねねねねねねねね
ねねねねねねねねねねね
ねねねねねねねねねねね
ねねねねねねねれねね

13 とんち漢字慣用句を楽しもう 26

①瓜二つ　②話に花を咲かせる　③口数が多い

14 文字入れ替えクイズ 27

①ルビー　②ミルク　③インコ　④ケイト　⑤ジカン

15 順番クイズ 28

①月火水木金　②春夏秋冬　③松竹梅　④雪月花

⑤睦月・如月・弥生　⑥七五三　⑦桃の節句・端午の節句・七夕

25 まだまだ面白い都道府県クイズ 43

①イ　②ア　③イ　④ア　⑤イ　⑥ア

26 ○○くらべ 44

①イ　②イ　③ア　④イ　⑤イ　⑥イ

27 社会科クロスワードパズル 45

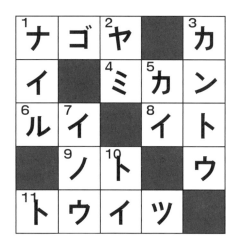

28 日本史，どちらが先か？ 46

①大化の改新　②源義経　③とうふ　④明治　⑤大岡越前守

⑥ヒミコ　⑦松尾芭蕉　⑧弥生時代　⑨聖徳太子

⑩札幌オリンピック

29 記憶力遊び① 電車の駅を覚えよう 47

①さくら台　②平和が丘

30 お昼の定食記憶クイズ 49

①とんかつ・エビフライ　②450円　③ごはん・つけもの

31 記憶力遊び② 同じ形を探そう 51

解答省略

32 同じ姿勢のネコとイヌを探そう 53

ネコ：一番下の左から3匹目　　イヌ：一番上の一番左

33 偶数と奇数の足し算 54

①4　②10　③12　④6　⑤12　⑥4　⑦10　⑧16　⑨8

⑩10　⑪5　⑫11　⑬9　⑭15　⑮11　⑯55

34 9の計算に挑戦 55

①12　②16　③15　④21　⑤1　⑥7　⑦3　⑧6　⑨4

⑩8　⑪16　⑫15　⑬13

35 いろいろな計算 56

①3つ　②4人　③火星人2人・鶴1羽

36 どっちが重い？ 57

①金　②水　③本　＊1円玉150枚はぴったり150gなのに対し，この本は約

200gです。　④同じ　⑤酸素

37 むずかしい季節の言葉 58

①燕子花　②勿忘草　③十六夜　④覇王樹　⑤柳葉魚　⑥案山子

●編者紹介

脳トレーニング研究会

　知的好奇心を満たし，知的教養を高めるクイズ，脳トレーニング効果のある楽しいクイズを日夜，研究・開発している研究会。

　おもな著書

『バラエティクイズ＆ぬり絵で脳トレーニング』

『シニアのための記憶力遊び＆とんち・言葉クイズ』

『シニアのための記憶力遊び＆脳トレクイズ』

『シニアのための笑ってできる生活力向上クイズ＆脳トレ遊び』

『シニアの脳を鍛える 教養アップクイズ＆記憶力向上遊び』

『シニアが毎日楽しくできる週間脳トレ遊び―癒やしのマンダラ付き―』

『シニアの面白脳トレーニング222』

『クイズで覚える日本の二十四節気＆七十二候』

『クイズで覚える難読漢字＆漢字を楽しむ一筆メール』

『孫子の兵法で脳トレーニング』

『コピーして使えるシニアの漢字で脳トレーニング』

『コピーして使えるシニアの脳トレーニング遊び』

『コピーして使えるシニアのクイズ絵＆言葉遊び・記憶遊び』

『コピーして使えるシニアの語彙力＆言葉遊び・漢字クイズ』

『コピーして使えるシニアの漢字トレーニングクイズ』

『コピーして使えるシニアの漢字なぞなぞ＆クイズ』

『コピーして使えるシニアの漢字楽楽トレーニング』

『コピーして使えるシニアの漢字パズル＆脳トレ遊び』

イラスト：さややん。

コピーして使えるシニアの学習クイズ・とんちクイズ37

2020年7月20日　　初版発行

編　　者　脳トレーニング研究会

発 行 者　武　馬　久 仁　裕

印　　刷　株 式 会 社 太 洋 社

製　　本　株 式 会 社 太 洋 社

発行所　　　　　株式会社　黎　明　書　房

〒460-0002　名古屋市中区丸の内3-6-27　EBSビル

☎ 052-962-3045　FAX052-951-9065　振替・00880-1-59001

〒101-0047　東京連絡所・千代田区内神田1-4-9　松苗ビル４階

☎ 03-3268-3470

俳句で楽しく脳トレしませんか。
黎明俳壇への投句のお誘い

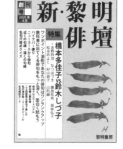

シニアの皆さん。葉書でネットで気軽に投句してください。投句料は無料です。

1　投句：投句は1回につき2句まで。下記の住所に葉書もしくは，メールにて小社内の黎明俳壇係にお送りください。投句料は無料です。
〒460-0002 名古屋市中区丸の内3-6-27 EBSビル　黎明書房 黎明俳壇係
E-mail：mito-0310@reimei-shobo.com　Tel：052-953-7333

　　未発表作品に限ります。二重投句はご遠慮ください。選者が添削する場合がございます。投句の際は，ご住所・お名前（ふりがな）・電話番号を明記してください。詳しくは小社ホームページをご覧いただくか，係までお問い合わせください。小社ホームページは「黎明書房」で検索できます。

2　選句発表：特選，秀逸，ユーモア賞，佳作の作品を隔月に小社ホームページ上に発表します。また，年2回（3月，9月を予定）発行の『新・黎明俳壇』（オールカラー）に掲載いたします。『新・黎明俳壇』は，特選，秀逸，ユーモア賞の方には贈呈させていただきます。

3　お願い：掲載されました特選，秀逸，佳作の作品は，小社刊行物に使わせていただくことがあります。

4　選者：武馬久仁裕（黎明書房社長，俳人）

※詳しくは小社ホームページをご覧ください。

『新・黎明俳壇』創刊号　　2020年4月刊行　好評発売中！
Ａ5／64頁（オールカラー）定価800円（税10%込）

書店でお買い求めいただけます。直接小社へご注文の場合は，代金は前金，送料100円です。（送料は2020年7月31日まで無料です）

今号の俳句（春・伊藤政美　夏・前田普羅）／ワンポイントであなたの俳句はワンランクアップ／**特集　橋本多佳子VS鈴木しづ子**／俳句クロスワードパズル／シニアの私の一句，私の好きな一句／私の海外詠／ハイクバー便り／教科書に出てくる俳句をもっと深く，面白く読もう／近くの句碑・遠くの句碑／ニューヨークから俳句／俳句殺人事件簿／二十四節気を俳句で楽しむ／名句穴埋めクイズ／近代と俳句／なやましい季語クイズ／名句暗記カード／第16回〜第18回黎明俳壇入選作発表／他

コピーして使えるシニアの
語彙力＆言葉遊び・漢字クイズ
シニアの脳トレーニング⑪
脳トレーニング研究会編　　B5・66頁　　1700円

熟語・ことわざ・慣用句などに関する穴埋めクイズや二択問題，人気の「クイズ絵」「とんちクイズ　漢字が多すぎる！」，おなじみの間違い探し，記憶力遊びなど楽しく語彙力・漢字力をアップ。カラー8頁。

コピーして使えるシニアの
クイズ絵＆言葉遊び・記憶遊び
シニアの脳トレーニング⑩
脳トレーニング研究会編　　B5・66頁　　1700円

シニアの脳トレーニングシリーズ第10弾！おなじみの言葉遊びや記憶遊び，江戸時代に流行した判じ絵をアレンジしたクイズ絵など，シニアが楽しく頭をひねって遊べるクイズや遊びを多数収録。カラー8頁。

コピーして使えるシニアの
脳トレーニング遊び
シニアの脳トレーニング⑨
脳トレーニング研究会編　　B5・66頁　　1700円

シニアが頭を気持ちよく使って楽しめる34種の脳トレ遊びを収録。判じ絵，裏表記憶遊び，究極のクロスワードパズル等，飽きずに取り組めるユニークな脳トレ多数。コピーして施設でのレクにも。カラー8頁。

コピーして使えるシニアの
漢字で脳トレーニング
シニアの脳トレーニング⑧
脳トレーニング研究会編　　B5・68頁　　1500円

漢字をテーマにしたクイズ，遊び，なぞなぞ，占い，記憶力トレーニングなど，易しいものから少し難しいものまで収録。漢字で思う存分楽しめ，漢字の知識も飽きずに深められます。

シニアの
面白脳トレーニング222
シニアの脳トレーニング⑦
脳トレーニング研究会編　　B5・65頁　　1500円

「簡単な難しい漢字」「今日も記念日」「宝物の巻物を解読しよう」「円周率を覚えよう」等，1冊で記憶力や推理力，ひらめき力・教養・感性等の能力の維持・強化をはかる面白脳トレを222題収録。

シニアが毎日楽しくできる
週間脳トレ遊び　　癒やしのマンダラ付き
シニアの脳トレーニング⑥
脳トレーニング研究会編　　B5・68頁　　1500円

1日1問の多種多様な脳トレで，1年間毎日楽しく脳を鍛えられます。記憶力や生活力，発想力や教養の向上に。好きな色に塗って「マイ・マンダラ」を作る「癒やしのマンダラ遊び」も収録しました。

誰でもわかる名歌と名句
図書館版　誰でもわかる古典の世界④
武馬久仁裕編著　　B5上製・81頁　　2200円

在原業平や与謝野晶子ら古今の名歌21首，芭蕉や西東三鬼らの名句47句の素晴らしさを紹介。親本『名歌と名句の不思議，楽しさ，面白さ』に「和歌を物語で楽しむ」4編を増補し，上製本にした愛蔵版。

椅子に座ってできるシニアの
1，2分間筋トレ体操55
斎藤道雄著　　B5・68頁　　1650円

ちょっとした空き時間に，イスに掛けたままでき，道具も不要で，誰もが楽しめる筋トレ体操を55種収録。よい姿勢を保つ力，歩く力，立ち上がる力等がつくなど，生活に不可欠な力をつける体操が満載。2色刷。

1，2分でできるシニアの
手・足・指体操61
斎藤道雄著　　B5・72頁　　1700円

いつでも，どこでも，誰にでも，手軽にできて，運動効果抜群！　の手と足と指をメインにした体操を61種収録。現場スタッフのための体操の際の声掛けのコツ，体操を盛り上げるポイント付き。2色刷。